AF311277

DU
CATARRHE CHRONIQUE

DES
FOSSES NASALES

ET DE
L'OZÈNE

Traitement par la

GALVANO-CAUSTIQUE CHIMIQUE

PAR

Le Docteur GARRIGOU-DESARÈNES

Professeur libre d'Otologie et de Rhinologie,
Membre de la Société de médecine pratique,
et de la Société Médico-pratique de Paris,
Chevalier de la Légion d'Honneur, Officier d'Académie,

ET PAR

J. MERCIÉ

Chef de clinique du Dʳ Garrigou-Desarènes.

PARIS

A. PARENT, IMPRIMEUR DE LA FACULTÉ DE MÉDECINE
A. DAVY, Successeur
52, RUE MADAME ET RUE MONSIEUR-LE-PRINCE, 14

1884

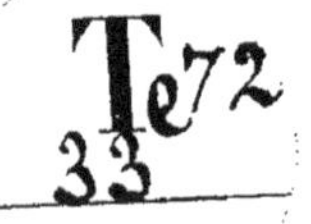

DU
CATARRHE CHRONIQUE

DES

FOSSES NASALES

ET DE

L'OZÈNE

Traitement par la

GALVANO-CAUSTIQUE CHIMIQUE

PAR

Le Docteur GARRIGOU-DESARÈNES

Professeur libre d'Otologie et de Rhinologie,
Membre de la Société de médecine pratique,
et de la Société Médico-pratique de Paris,
Chevalier de la Légion d'Honneur, Officier d'Académie,

ET PAR

J. MERCIÉ

Chef de clinique du D' Garrigou-Desarènes.

PARIS

A. PARENT, IMPRIMEUR DE LA FACULTÉ DE MÉDECINE

A. DAVY, Successeur

32, RUE MADAME ET RUE MONSIEUR-LE-PRINCE, 14

1884

DU
CATARRHE CHRONIQUE

DES
FOSSES NASALES ET DE L'OZÈNE

TRAITEMENT
PAR LA
GALVANO-CAUSTIQUE CHIMIQUE

Parmi les malades si nombreux, atteints d'inflammation catarrhale des trompes d'Eustache, beaucoup sont affectés de catarrhe des fosses nasales, et maintes fois l'affection auriculaire n'est que la conséquence de la propagation du catarrhe naso-pharyngien.

Les médecins s'occupant spécialement des maladies de l'organe auditif se trouvent donc souvent en présence d'affections nasales et pharyngiennes.

Nous allons parler dans ce travail du catarrhe des fosses nasales ou coryza chronique. Après avoir décrit les différents modes de traitement employés par nous, et dont nous avons pu apprécier les résultats, nous exposerons, en dernier lieu, la méthode nouvelle, mise en pratique avec succès, tant à notre clinique, en présence des élèves, que dans notre clientèle.

Les auteurs ont décrit différentes formes de coryza chronique : coryza sec, humide, ulcéreux, avec épaississement de la muqueuse pituitaire, etc.

. Nous dirons simplement que les malades atteints de cette affection, se présentent selon la période à laquelle ils sont arrivés, tantôt avec des cornets très volumineux, la muqueuse qui les recouvre ainsi que la cloison est rouge, boursouflée, au point souvent de simuler de véritables tumeurs polypeuses, tantôt avec des cornets atrophiés, la cavité des fosses nasales est augmentée, les instruments tels que sondes, spéculum, cautères, pénètrent avec la plus grande facilité ; la muqueuse est sèche et souvent ulcérée. Les ulcérations, dans le premier comme dans le second cas, proviennent souvent des manœuvres tentées par les malades, qui essaient d'arracher les croûtes formées par les sécrétions desséchées. Dans certains cas, la muqueuse saigne avec la plus grande facilité.

Le visage des malades a un aspect particulier, les traits sont tirés et la peau est flétrie, surtout au niveau de la racine du nez.

Nous ne parlerons pas des ulcérations spécifiques et des lésions plus profondes que l'on rencontre chez les syphilitiques. Si les lésions siègent sur les parties profondes, perforations de la cloison, etc., le traitement doit être modifié.

Dans le catarrhe chronique des fosses nasales, suivant le tempérament du malade, la forme, la durée de l'affection, on constate habituellement une odeur qui varie, tantôt fade et douceâtre, comme le dit le Dr Carl Michel (1) et qui va jusqu'à la fétidité la plus repoussante. Nous

______

(1) Traité des maladies des fosses nasales et de la cavité naso-pharyngienne. Traduit de l'allemand par le Dr Capart, de l'Université de Bruxelles.

citons à ce sujet ce passage de l'ouvrage du Dr Moynac (Éléments de pathologie et de clinique chirurgicale) : « Dans la plupart des cas de coryza chronique, l'air qui passe à travers le nez, prend une odeur fétide, désignée sous le nom d'ozène ».

Nous trouvons cette question traitée dans un récent travail, dont nous donnons ici un extrait (1) : « Le mot ozène nous vient d'une époque où l'on prenait un symptôme important pour la maladie elle-même; aujourd'hui, grâce aux progrès de l'anatomie pathologique et de l'observation clinique, on ne peut pas plus voir dans l'ozène la reproduction d'un état pathologique déterminé, que dans les termes ictère, hydropisie.

L'ozène, en effet, existe dans des états bien différents de la muqueuse nasale ou naso-pharyngienne. On en retrouve l'odeur caractéristique, avec ou sans solution de continuité de cette muqueuse ou des parties sous-jacentes.

Lorsqu'il y a ozène sans interruption de la muqueuse, il semble aujourd'hui démontré que ce symptôme est l'effet d'une inflammation chronique de la muqueuse nasale, d'une rhinite chronique, et c'est le plus souvent dans la forme atrophique que l'odeur se rencontre. Bien des auteurs, d'ailleurs, considèrent aujourd'hui, la forme atrophique comme consécutive à la forme hypertrophique.

Cette rhinite chronique est souvent sous l'influence d'une diathèse, mais pas toujours, car on la rencontre chez des individus parfaitement sains.

_____

(1) Dr W. Roth, de Vienne. Bulletin général de thérapeutique, médicale, chirurgicale et obstétricale, 30 avril 1884. — Revue de thérapeutique étrangère, par le Dr Kahn.

Le premier effet de cette inflammation chronique est de modifier la sécrétion muqueuse, laquelle se concrète rapidement et est expulsée avec difficulté.

La thérapeutique doit donc répondre aux quatre indications suivantes.

1° Dissoudre les sécrétions; accélérer leur expulsion, en empêcher la rétention dans la cavité nasale.

2° Ramener la muqueuse modifiée à l'état normal.

3° Faire disparaître l'odeur.

4° Améliorer ou faire disparaître la dyscrasie quand elle existe ».

Nous avons jugé utile, avant de parler des différents moyens de traitement, d'exposer ces diverses opinions sur le catarrhe chronique.

Nous n'indiquerons que pour en faire mention les insufflations de poudres médicamenteuses, dont les bons effets nous paraissent sinon douteux, du moins bien longs à atteindre, dans les cas de catarrhe chronique bien confirmé.

Dans le coryza aigu, nous avons modéré quelquefois les sécrétions en faisant priser aux malades quelques pincées de :

Pulvis glycerryzæ........ 6 grammes.
— benzoïni .... 4 —
Extrait thébaïque....... 0.10 centigr.

En remplaçant l'extrait thébaïque par la même quantité d'iodure de potassium, on peut diminuer la sécheresse des fosses nasales.

Mais nous croyons que le catarrhe chronique n'est justiciable que d'un traitement plus énergique. Nous sommes cependant arrivé à atténuer un peu l'odeur repoussante de l'ozène en insufflant deux fois par jour dans les fosses nasales une pincée d'iodoforme désodorisé (une goutte d'acide phénique par gramme d'iodoforme), à l'aide de l'insufflateur.

M. le D* Gentilhomme, de Reims, se basant sur cette notion de physiologie que l'atropine diminue la sécrétion de la muqueuse nasale au point de la dessécher complètement, eut l'idée d'employer ce médicament dans le traitement du coryza (*France médicale*, 20 juin 1882).

Si nous parlons de ce procédé, c'est que dans les observations qui suivent la description du traitement, le D* Gentilhomme cite le cas d'un vieillard de 72 ans, atteint depuis l'âge de 30 ans d'un coryza grave, et qui fut guéri par ce moyen.

Nous avons expérimenté cette méthode sans en retirer les avantages que nous espérions.

L'emploi des tampons de coton dégraissé, placés dans les fosses nasales, et enlevés avant la décomposition des sécrétions (procédé de Galstein), ne peut donner de résultats pour combattre l'ozène que si ce traitement est suivi avec le plus grand soin. Le renouvellement des tampons toutes les trois ou quatre heures est bien peu pratique pour un grand nombre de malades.

Le D* W. Roth, de Vienne, a modifié ce traitement. Au lieu de coton simple, il emploie le coton iodoformé à 10 0/0. Le tampon est mis en place le soir et retiré le lendemain matin. Dès que le tampon est enlevé, il fait faire dans les deux fosses nasales une pulvérisation tiède de 50 gr. d'une solution de thymol à 1/10 p. 100 et d'acide phénique à 1/2 p. 100 avec un astringent, tannin ou alun, de 1 à 2 p. 100.

Chez les syphilitiques, en dehors de la médication générale, il fait faire, après l'enlèvement des tampons, une pulvérisation de sublimé de 1 à 5 centigr. p. 100 d'eau, ou une application au pinceau d'une solution de 1 à 2 centigr. p. 100 d'alcool et glycérine.

Il conseille chez les scrofuleux la poudre de Trousseau:

Calomel............... 2 grammes.
Précipité rouge......... 1 —
Sucre................ 15 —
M. S. A.

Pour les cas d'ulcère, il a recours à des applications locales de sublimé, de teinture d'iode et de nitrate d'argent.

On peut retirer, à notre avis, de bons résultats de ce mode de traitement, mais, nous le répétons, l'application de cette méthode est difficile et peu pratique pour un très grand nombre de malades.

Dans une communication faite à la Société française d'otologie et de laryngologie, séance du 9 avril 1884, M. le Dr Héring préconise l'emploi de l'acide chromique pour les cautérisations dans les maladies du nez, du pharynx et du larynx.

Nous avons retiré des avantages de ce procédé, surtout lorsque nous avons eu affaire à des ulcérations limitées. Ce mode de cautérisation provoque une douleur assez vive qu'une douche nasale fait disparaître promptement.

Les cautérisations à l'acide chromique, faites selon le procédé indiqué par M. le Dr Héring, présenteraient, nous le croyons, quelques inconvénients lorsqu'il faut agir sur une large surface de muqueuse nasale.

Le procédé que nous avons le plus souvent employé tant à notre clinique que dans notre clientèle privée, jusque dans ces derniers temps, consiste dans la cautérisation des parties malades avec le galvanocautère. Ces cautérisations répétées à quelques jours de distance nous ont toujours donné d'excellents résultats.

Dans l'intervalle des cautérisations le malade doit faire deux fois par jour des lavages du nez et de la gorge à l'aide du syphon nasal, avec la valeur de deux à trois verres de lait tiède, dans chacun desquels on met une cuillerée à café de chlorate de potasse. Après un petit nombre de cautérisations, nous avons toujours constaté une diminution de l'ozène, quand il existait. La tuméfaction des cornets diminue rapidement sous l'influence de ce traitement. Dans la forme atrophique avec sécheresse des fosses nasales, nous avons vu dans quelques cas la sécrétion redevenir normale. Dans les cas d'ulcération des fosses nasales (nous ne parlons pas ici des ulcérations spécifiques), nous avons obtenu une cicatrisation rapide.

La cautérisation au galvanocautère faite avec soin n'est pas douloureuse. On doit recommander au malade de souffler fortement par les narines au moment où on fait passer le courant et il est important d'introduire le cautère froid, de façon à cautériser d'arrière en avant. La cautérisation d'avant en arrière présente quelques dangers, car les mouvements du malade exposent l'opérateur à léser l'orifice des trompes d'Eustache. Le seul reproche que l'on puisse faire à ce procédé est de provoquer des douleurs de tête souvent violentes. Ces douleurs peuvent persister pendant le reste de la journée et la nuit qui suivent l'opération. Cet inconvénient a été mentionné par le Dr Carl Michel dans son Traité des maladies des fosses nasales. Cet auteur écrit : « Depuis que je me suis familiarisé avec la galvanocaustique, j'ai trouvé un moyen sûr et peu douloureux de faire disparaître tous les catarrhes chroniques du nez en quelques séances ; aussi ai-je abandonné complètement le nitrate d'argent dans les cas très prononcés et je crois pouvoir affirmer, sans en avoir cependant fait une expérience complète, qu'il est impuissant, aussi bien que les autres caustiques, à détruire les hypertrophies anciennes de la muqueuse ».

Nous employons depuis quelque temps un procédé qui nous paraît remplir parfaitement le but le plus important dans le traitement du catarrhe chronique des fosses nasales. Ce but est la modification de la muqueuse.

Les travaux du Dr Tripier ont fait connaître les importantes ressources qu'offre à la thérapeutique la galvano caustique chimique.

L'électrolyse nous a déjà été d'un grand secours dans certains cas de catarrhe de la trompe d'Eustache (1) et elle nous donne dans le traitement du catarrhe chronique des fosses nasales, des résultats qui nous font préférer son emploi à toutes les autres méthodes dans la majorité des cas.

Nous ne croyons pas que l'application de l'électrolyse au traitement du catarrhe chronique des fosses nasales ait été faite avant nous. Zaufal a employé un courant induit, en plaçant les électrodes sur la muqueuse dans les cas

(1) Garrigou-Desarènes et J. Mercié. Communication à l'Académie de Médecine, mars 1884.

de catarrhe aigu : mais l'application de la galvano-caustique chimique à l'aide d'un courant continu est un moyen nouveau que nous cherchons à perfectionner chaque fois dans son application et qui nous donne les résultats les plus encourageants.

Il était difficile d'arriver à mettre en contact avec la muqueuse nasale une large surface métallique.

Voici comment nous procédons :

Nous introduisons le long du plancher des fosses nasales, en appliquant la surface plane contre la cloison la pièce en platine représentée figure 1. Cette pièce est formée de trois lames appliquées les unes sur les autres et tournant autour de l'axe G. Les parties B G D sont les prolongements des trois lames obliquées de telle façon qu'en les réunissant, les parties de la pièce appliquées contre la lame A s'en écartent comme l'indiquent les lignes ponctuées en E et en F. De H à H, les lames sont recouvertes d'un mince tube de caoutchouc qui les isole, de façon à ce que le métal ne soit pas en contact avec l'orifice de la narine, on fait glisser ce tube de caoutchouc de façon à ce que les lames soient isolées de l'orifice des narines, quelle que soit la pénétration.

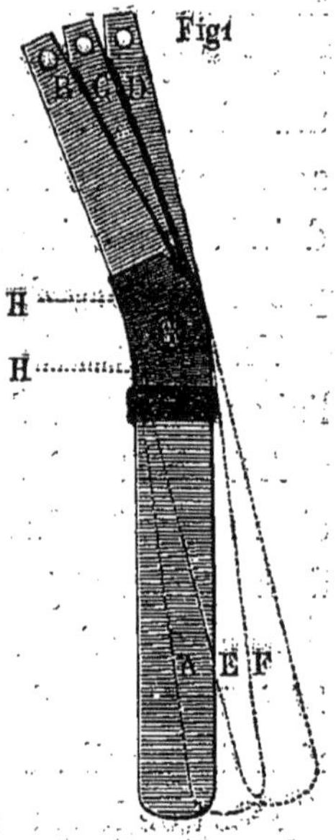

Un petit pince-nez très mince et très léger formé avec un ressort et 2 tubes de caoutchouc, sert à maintenir la lame métallique dans la narine et en même temps applique sur le cautère les parois du nez.

Nous avons donc ainsi étalé entre la cloison et les cornets une large surface métallique en contact avec la muqueuse sur laquelle il faut agir.

Cette pièce une fois en place, nous la mettons en communication avec le pôle négatif ou positif, suivant la forme sèche ou humide, hyperplasique ou atrophique du catarrhe nasal, d'une pile au bisulfate de mercure (pile de Chardin) en employant plus ou moins d'éléments suivant les indications.

Le plus souvent nous nous servons d'un courant d'une intensité de 15 milli-ampères pendant 7 à 10 minutes ; nous plaçons l'autre électrode sur le bras ou la main du malade. Il faut que l'électrode placé ainsi ait une grande surface (9 à 10 centimètres de zinc recouvert de peau de daim), sans cela avec le courant que nous employons nous provoquerions des eschares.

Un des grands avantages de ce mode de traitement est l'absence totale de douleurs consécutives.

A la suite des cautérisations avec la goutte d'acide chromique fondu sur un stylet, la douleur persiste parfois, deux, trois, et jusqu'à cinq heures après.

Par le galvano-cautère, il existe souvent pendant 24 à 48 heures de la rougeur et du gonflement du nez ; rien de pareil ne se produit avec l'électrolyse.

Dès que le courant commence, il existe un picotement sur la muqueuse nasale très supportable, si le médecin procède avec quelques précautions ; après quelques secondes cette sensation disparaît, le malade ne souffre plus du tout, et une fois l'opération terminée, il ne reste absolument aucune douleur, aucune gêne.

Nous n'avons indiqué ici que la forme la plus usitée d'électrode que nous employons. Nous nous servons quelquefois, lorsque nous voulons agir sur une partie limitée d'électrode en forme de bouton (fig. 1), de spatule, isolée d'un côté 2, de cylindre, etc. Il est bon de se servir toujours pendant l'opération d'un galvanomètre de tension, de façon à être toujours sûr de l'intensité du courant et de pouvoir le graduer à volonté.

Afin d'obtenir un contact constant entre la plaque métallique et la muqueuse, nous fixons à la tige de l'électrode à côté du point de contact un petit cylindre de caoutchouc très souple (C. fig. 3). Ce petit cylindre poussé jusqu'auprès de l'olive ou de la plaque en s'arcboutant sur les parties voisines, maintient la face métallique en contact avec la muqueuse.

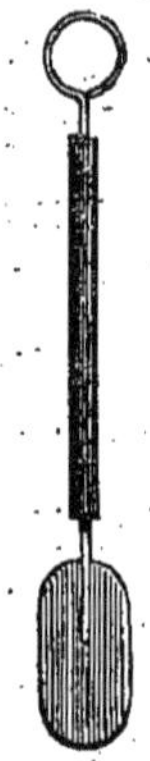

Pour agir sur la partie postérieure des cornets, quand ils sont volumineux, l'électrode employé par nous à la forme de la soude pour la trompe d'Eustache (modèle du Dr G. Désarènes), isolée jusqu'à une petite distance de son extrémité. Après avoir introduit l'électrode, en suivant les mêmes principes que pour le cathétérisme de la trompe, nous tournons le bec en dedans et nous continuons ce mouvement jusqu'au moment où nous avons fait parcourir un demi-cercle au bec de l'électrode, nous opérons alors un léger mouvement de traction en avant.

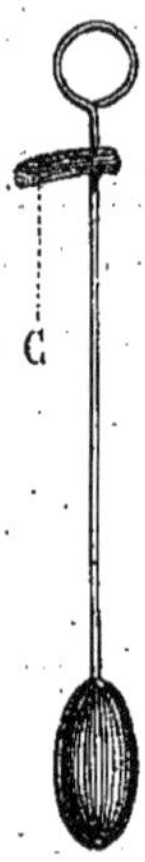

La partie postérieure des cornets est à ce moment parfaitement appliquée contre la concavité de l'électrode.

Nous sommes ainsi arrivés à pouvoir agir sur une grande surface ou sur des points limités. Nous croyons que les résultats obtenus par ce traitement ne sont pas seulement dus à l'action chimique produite au point du contact de la muqueuse avec l'électrode ; la modification si rapide des sécrétions doit être la conséquence de la perturbation chimique particulière qui se produit dans la sphère influencée autour des points de contact des électrodes.

Le D' Tripier dit qu'il se produit dans un certain rayon autour des points, où apparaissent à l'état naissant des acides ou des alcalis libres, une modification chimique constituant une sorte d'atmosphère acide ou alcaline, modification qui représente des conditions de milieu particulières auxquelles correspondent nécessairement des conditions de nutrition différentes (1).

Nous procédons toujours de la façon suivante :

Avant de faire passer le courant, nous plaçons les électrodes sur les points où nous voulons agir. Ce n'est qu'alors que nous commençons l'électrolyse par un courant très faible que nous augmentons graduellement dans l'espace d'une minute. Il faut éviter avec le plus grand soin les interruptions brusques, pénibles pour le malade. On y arrive facilement avec la pile au bisulfate de mercure de Chardin en opérant progressivement l'immersion du charbon et du zinc accouplés.

Dans quelques cas, on se trouve bien de l'emploi successif du galvano-cautère et de l'électrolyse. Les tumeurs adénoïdes du pharynx sont également justiciables de ce traitement. On arrive ainsi, sans douleur pour les mala-

(1) D' Tripier. Conférence à l'Exposition internationale d'électricité de Paris, 1881.

dés, à détruire ces productions qui, enlevées comme le font la plupart des médecins, à l'aide de pinces, donnent fréquemment lieu à de fortes hémorrhagies.

En employant l'électrolyse pour cette opération, rappelons l'avantage cité par M. Tripier : « Aucun effort ne sera nécessaire au cours de l'opération ou lorsqu'elle sera terminée, pour détacher l'instrument d'une eschare molle avec laquelle il ne contracte d'ailleurs aucune adhérence. »

Les applications de la galvano-caustique chimique doivent être répétées dans quelques cas, un très grand nombre de fois et l'expérience nous a appris qu'il suffit pour une nouvelle application de trois à quatre jours d'intervalle.

Nous faisons suivre ce court exposé de notre procédé de quelques observations qui nous ont paru concluantes.

OBSERVATION I.

M. Emile X..., 37 ans, bonne santé jusqu'en 1878. Le malade nous dit qu'à cette époque il a souffert du nez, il mouchait beaucoup et était gêné pour respirer ; il expulsait péniblement le matin par la gorge des mucosités et tentait d'enlever les croûtes qui se forment dans son nez (il est probable qu'à cette époque-là il a provoqué par les manœuvres pratiquées pour enlever ces croûtes des ulcérations, ce fait est fréquent).

En 1881, érysipèle. Le 26 avril le malade se présente à notre clinique. Odorat aboli, ouïe diminuée, le malade est obligé de respirer la bouche ouverte.

Nous trouvons les cornets considérablement augmentés de volume et appuyés sur la cloison, odeur fade, quelques ulcérations sur le cornet inférieur. Pas d'antécédents syphilitiques ou strumeux. Le malade a toujours été robuste, et malgré toutes nos questions et un examen minutieux, nous ne parvenons à découvrir l'existence d'aucune diathèse.

Application de la galvanocaustique chimique : pôle positif 5 minutes, 15 milli-ampères le 26 avril 1884, renouvelée les 3, 7, 14 et 21 mai 1884. Dans l'intervalle des applications de l'électrolyse le malade fait deux fois par jour des lavages du nez et de la gorge à l'aide du syphon nasal avec la valeur de deux verres d'eau du Mont-Dore tiède, en ajoutant une cuillerée à café de chlorate de potasse par verre.

Au commencement de juin, il revient ; l'examen du nez nous donne le résultat suivant :

Cornets normaux. La muqueuse de la cloison, qui était boursouflée, paraît saine ; pas de trace d'ulcération ; les maux de tête dont se plaignait le malade ont disparu et la respiration par le nez se fait facilement, l'odeur n'existe plus. Nous continuons les lavages, injections sus-mentionnées, et le 9 juillet le malade revient à la clinique. Aucun accident n'a reparu.

OBSERVATION II.

Jules H..., 23 ans, employé de commerce.

Lymphatique. Saigne du nez très souvent depuis quatre ans. L'examen nasal nous donne les résultats suivants :

Cornets d'un volume moyen, mais très rouges, ulcé-ration sur la cloison provoquée probablement par le malade. Pas d'odeur, sécrétions très augmentées ; les cautérisations au galvanocautère, commencées le 23 avril et répétées trois fois à huit jours de distance, sont diffi-cilement supportées par le malade. Pôle négatif. Le retentissement consécutif est considérable. Gonflement du nez, maux de tête. Electrolyse les 14, 21 et 28 mai. Plus de saignements de nez ; sécrétions normales. Le malade part pour un voyage de quelque durée et nous écrit que son état est très satisfaisant.

Nous avons surtout remarqué avant son départ le changement de l'aspect du visage : les traits n'étaient plus tirés et la peau du nez avait repris l'apparence nor-male.

OBSERVATION III.

M. M..., 36 ans, syphilitique.

Catarrhe nasal depuis deux ans. Cornets atrophiés, muqueuse sèche, odeur fétide. Ulcérations.

Quatre applications d'électrolyse. Pôle négatif.

Traitement. Sirop de Gibert. L'odeur, a disparu, les sécrétions sont redevenues normales et l'odorat qui était aboli est normal. Lavages, injections à l'aide du syphon nasal.

OBSERVATION IV

Monsieur E..., âgé de 30 ans, état général excellent. A l'âge de 21 ans, violent coup de corne de bœuf sur les os du nez, ayant causé un écoulement considérable de sang, des douleurs vives. Cinq à six jours après, écoulement purulent par le nez. Ce jeune homme reste ensuite souffrant pendant dix-huit mois, gardant la chambre. Nous le voyons à l'âge de 29 ans ; il offre l'aspect suivant :

Nez aplati à la partie moyenne, cornet très gonflé du côté droit, respiration impossible par ce côté.

Nous faisons quatre applications électrolytiques avec un courant de 15 milli-ampères, huit minutes chaque fois, à quatre jours d'intervalle ; après la quatrième application, le malade respire très librement par la narine droite, dont la muqueuse est décongestionnée et modifiée de façon à ne plus offrir à l'examen direct, de différence avec la muqueuse normale. La voix a repris un timbre beaucoup plus éclatant ; le malade nous dit n'avoir jamais ressenti aucune douleur après les applications électrolytiques.

Observation V

Mademoiselle L..., 13 ans, enfant délicate, père et mère, deux frères et une sœur bien portants. Cette enfant ne présente aucune trace de strume ; elle nous est présentée il y a deux mois pour un coryza chronique. Respiration difficile, l'enfant dort la bouche ouverte, céphalalgie ; le matin, la gorge est sèche, odeur fade et douçâtre lorsque l'enfant expire fortement par le nez ; nez un peu aplati à la racine, cornets très rouges, recouverts d'une muqueuse brillante enduite d'une sécrétion jaunâtre ; les cornets sont très rapprochés de la cloison, et à droite, le cornet moyen est fortement appuyé contre elle. Nous appliquons à huit jours d'intervalle l'électrode en éventail (pôle négatif), le pôle positif placé sur l'avant-bras ; l'application dure sept minutes dans chaque narine successivement. Cette application est renouvelée cinq fois ; la dernière fois que nous avons vu cette enfant, nous avons constaté que la muqueuse était dégonflée. La respiration est redevenue libre, et tous les symptômes morbides signalés plus haut ont disparu ; il n'existe plus aucune odeur du nez.

Nous pourrions citer encore un grand nombre d'observations, mais nous nous sommes efforcés d'être le plus concis possible, tout en indiquant les cas où ce nouveau traitement nous a rendu les plus grands services.

Paris. — Typographie A. PARENT, A. DAVY, successeur,
52, rue Madame et rue M.-le-Prince, 14.

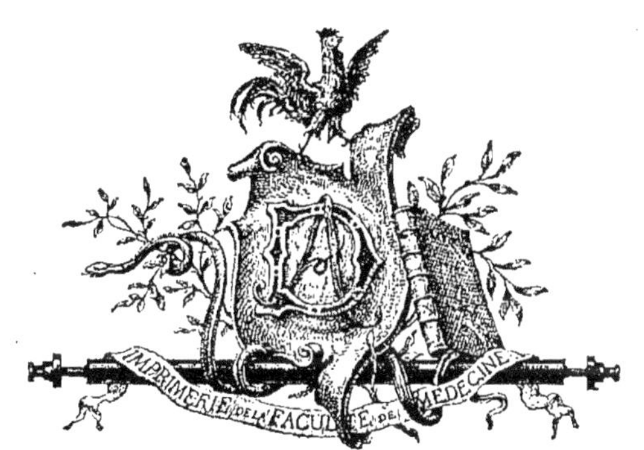
IMPRIMERIE DE LA FACULTÉ DE MÉDECINE